IVF

Fecondazione in vitro

Tutto quello che devi sapere

La dottoressa Sheila Harrison

Disclaimer

Questo contenuto non sostituisce la consultazione di un medico professionista, ma fornisce una corretta conoscenza della malattia e fornisce gli strumenti per cercare assistenza medica il prima possibile, se necessario, per evitare complicazioni. Va inoltre notato che l'area della scienza medica è un campo in costante cambiamento e, a causa della natura in continuo sviluppo e cambiamento della conoscenza medica, ti suggeriamo di chiedere il parere di un esperto se noti discrepanze o decidi di agire in reazione alle informazioni. in questo contenuto. Non rifiutare mai il consiglio medico di professionisti né rimandare il trattamento a causa di qualcosa letto online, acquisito tramite questo materiale o qualsiasi altra risorsa online.

E ricorda che Internet non ti guarirà, ma Dio attraverso i medici lo farà.

Tabella dei contenuti

Introduzione

Per molte persone e coppie, essere genitori è un'ambizione molto personale e apprezzata. Tuttavia, questo viaggio può essere difficile e straziante per le persone che lottano contro l'infertilità. In tali circostanze, la fecondazione in vitro (FIV) rappresenta un barlume di speranza. Il campo della medicina riproduttiva ha subito una rivoluzione grazie a questo metodo medico innovativo.

Apre una strada fino al concepimento precedentemente ritenuta impossibile. Approfondiremo il complesso mondo della fecondazione in vitro in questa guida approfondita, coprendo il suo ruolo fondamentale nel sconfiggere l'infertilità e nel realizzare il sogno della gravidanza. Analizzeremo il processo di fecondazione in vitro passo dopo passo, evidenziando come ogni fase contribuisce all'obiettivo finale di creare una gravidanza IVF di successo. Ciò include le prime fasi della stimolazione dell'ovulazione così come il delicato trasferimento degli embrioni

Sezione 1
IVF sta per fecondazione in vitro.

La fecondazione in vitro (fecondazione in vitro) è

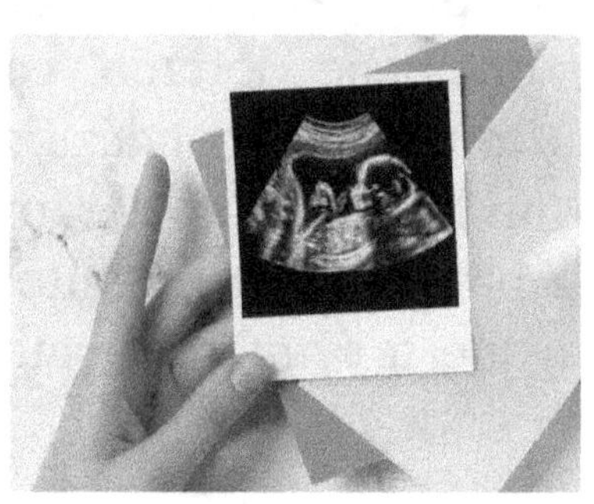

un tipo di trattamento di fertilità in cui gli ovociti vengono combinati con lo sperma fuori dal corpo in un laboratorio. È un metodo utilizzato dalle persone che hanno bisogno di aiuto per raggiungere una gravidanza. La fecondazione in vitro prevede molti passaggi complessi ed è una forma efficace di tecnologia di riproduzione assistita (ART).

Una delle forme più innovative di tecnologia di riproduzione assistita (ART) è la fecondazione in vitro (IVF). Dà alle persone e alle coppie la capacità di concepire lontano dai limiti del corpo umano. A differenza del concepimento normale, la fecondazione in vitro crea la vita in un laboratorio. La fusione degli spermatozoi e degli ovociti avviene in un ambiente controllato durante questo complesso processo. Permette alla fecondazione di avvenire esternamente. Prima di trasferire delicatamente gli embrioni risultanti nell'utero, il medico li osserva attentamente e ne valuta la vitalità. La fecondazione in vitro è andata oltre i limiti dell'infertilità ed è ora un'ancora di salvezza per coloro che stanno lottando per concepire un bambino.

Che ruolo gioca la fecondazione in vitro nel trattamento dell'infertilità e perché viene eseguita

Un problema difficile ed emotivamente carico, l'infertilità può avere molte cause. Queste possono essere malattie, problemi ormonali o tendenze ereditarie. La fecondazione in vitro è un raggio di speranza per i single e le coppie che hanno difficoltà a rimanere incinte. Quando altri trattamenti riproduttivi non hanno funzionato, questo metodo ha avuto molto successo.

Le persone scelgono la fecondazione in vitro per molte ragioni, tra cuiinfertilità problemi o quando un partner ha una condizione di salute esistente. Alcune persone proveranno la fecondazione in vitro dopo che altri metodi di fertilità hanno fallito o se sono a un punto età materna avanzata. La fecondazione in vitro è anche un'opzione riproduttiva per le coppie dello stesso sesso o per le persone che desiderano avere un bambino senza un partner.

La fecondazione in vitro è un'opzione se tu o il tuo partner avete:

- Tube di Falloppio bloccate o danneggiate.
- Endometriosi.
- Basso numero di spermatozoi o altri disturbi dello sperma.
- Sindrome delle ovaie policistiche (PCOS) o altre condizioni ovariche.
- Fibromi uterini.
- Problemi con l'utero.
- Rischio di trasmettere una malattia o un disturbo genetico.
- Non spiegato infertilità.
- Stanno utilizzando una donatrice di ovociti o una madre surrogata gestazionale.

Endometriosi

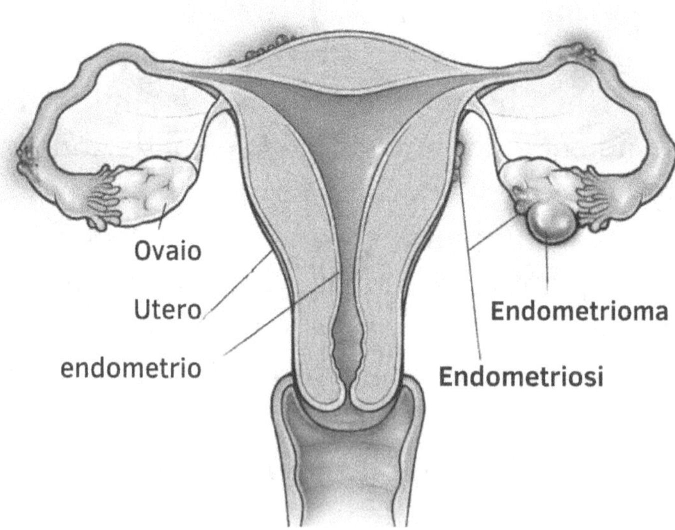

Sezione 2

Procedura passo passo per la fecondazione in vitro

Le fasi della procedura di fecondazione in vitro sono pianificate meticolosamente. Per avere una gravidanza IVF di successo, ogni passaggio è cruciale. Esploriamo passo dopo passo il processo di fecondazione in vitro, esplorando le complessità di ogni fase:

Passaggio 1: pillola anticoncezionale o estrogeni

Prima di iniziare il trattamento di fecondazione in vitro, il tuo medico può prescriverlopillole anticoncezionali Oestrogeni. Questo viene utilizzato per fermare lo sviluppo di Cisti ovariche e controllare i tempi del ciclo mestruale. Consente al tuo medico di controllare il trattamento e massimizzare il numero di ovociti maturi durante la procedura di recupero degli ovociti. Ad alcune persone viene prescritta una pillola anticoncezionale combinata (estrogeni e progesterone), mentre ad altri vengono somministrati solo estrogeni.

Passo 2: Stimolazione ovarica

Durante ogni ciclo naturale in una persona sana in età riproduttiva, un gruppo di uova inizia a maturare ogni mese. In genere, solo un uovo diventa abbastanza maturo per ovulare. Le restanti uova immature in quel gruppo si disintegrano.

Durante il ciclo di fecondazione in vitro, prenderai farmaci ormonali iniettabili per incoraggiare l'intero gruppo di ovociti di quel ciclo a maturare simultaneamente e completamente. Ciò significa che, invece di avere un solo uovo (come in un ciclo naturale), potresti avere molti ovuli. Il tipo, il dosaggio e la frequenza dei farmaci prescritti saranno adattati a te come individuo in base alla tua storia medica, all'età, al livello di AMH (ormone antimulleriano) e alla tua risposta alla stimolazione ovarica durante i precedenti cicli di fecondazione in vitro.

Le altre fasi del processo di stimolazione ovarica includono:

- **Monitoraggio:** La risposta delle tue ovaie ai farmaci viene monitorata dagli ultrasuoni e dai livelli degli ormoni nel sangue. Il monitoraggio può avvenire quotidianamente o ogni pochi giorni nell'arco di due settimane. La maggior parte delle stimolazioni dura tra gli otto e i 14 giorni. Durante gli appuntamenti di monitoraggio, gli operatori sanitari utilizzano gli ultrasuoni per esaminare l'utero e le ovaie. Le uova stesse sono troppo piccole per essere visibili con gli ultrasuoni. Ma i tuoi operatori sanitari misurano la dimensione e il numero dei follicoli ovarici in crescita. I follicoli sono piccoli sacchi all'interno delle ovaie che dovrebbero contenere ciascuno un singolo uovo. La dimensione di ciascun follicolo indica la maturità dell'ovulo che contiene. La maggior parte dei follicoli superiori a 14 millimetri (mm) contengono un uovo maturo. Gli ovuli contenuti nei follicoli inferiori a 14 mm sono più probabilmente immaturi e non fecondano.

- **Colpo di innesco:** Quando gli ovuli sono pronti per la maturazione finale (determinata dagli ultrasuoni e dai livelli ormonali), viene dato un "colpo di attivazione" per finalizzare la maturazione degli ovuli in preparazione al recupero degli ovociti. Ti verrà chiesto di somministrare il grilletto esattamente 36 ore prima dell'orario previsto per il recupero degli ovuli.

Passaggio 3: Recupero degli ovociti

- Il tuo medico utilizza un'ecografia per guidare un ago sottile in ciascuna delle ovaie attraverso la vagina. L'ago è collegato a un dispositivo di aspirazione utilizzato per estrarre gli ovuli da ciascun follicolo.

- Le tue uova vengono poste in un piatto contenente una soluzione speciale. La capsula viene quindi posta in un'incubatrice (ambiente controllato).

- Farmaci e lieve sedazione vengono utilizzati per ridurre il disagio durante questa procedura.

- Il prelievo degli ovociti viene effettuato 36 ore dopo l'ultima iniezione di ormone, il "colpo trigger".

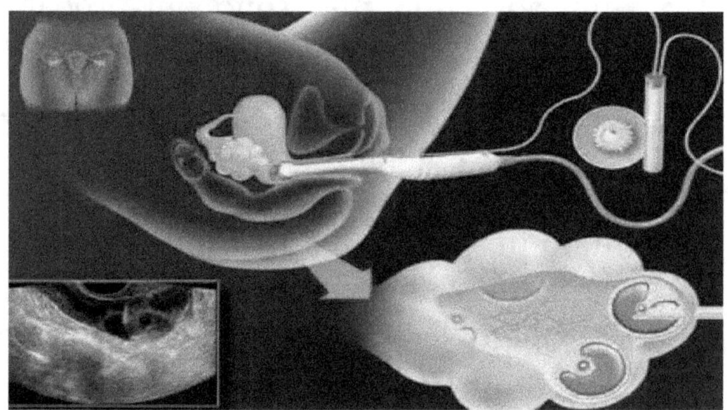

Passaggio 4: Fecondazione

Il pomeriggio successivo alla procedura di prelievo degli ovuli, l'embriologo proverà a fecondare tutti gli ovuli maturi utilizzando l'iniezione intracitoplasmatica di spermatozoi o ICSI. Ciò significa che lo sperma verrà iniettato in ciascun ovulo maturo. Sugli ovociti immaturi non è possibile eseguire la ICSI. Gli ovuli immaturi verranno posti in un piatto con sperma e sostanze nutritive. Le uova immature raramente terminano il loro processo di maturazione nel piatto. Se un uovo immaturo matura, lo sperma nel piatto può quindi tentare di fecondare l'uovo. In media, il 70% degli ovuli maturi feconderà. Ad esempio, se vengono recuperate 10 uova mature, circa sette verranno fecondate. In caso di successo, l'ovulo fecondato diventerà un embrione. Se il numero di ovociti è eccessivamente elevato o non si desidera che tutti gli ovociti siano fecondati, alcuni ovuli potrebbero essere congelati prima della fecondazione per un uso futuro.

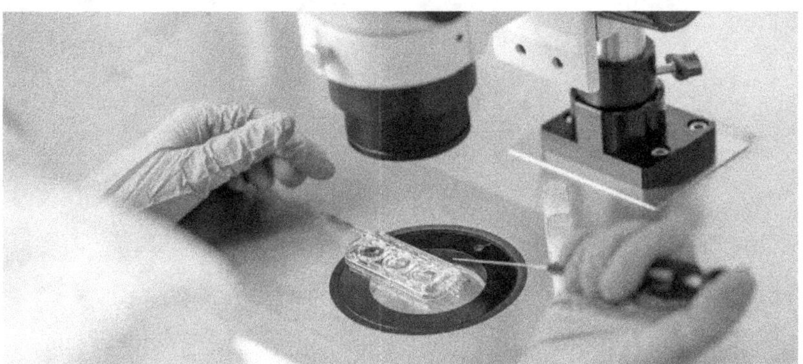

Passaggio 5: Sviluppo dell'embrione

Nei prossimi cinque-sei giorni lo sviluppo dei tuoi embrioni sarà attentamente monitorato.

Il tuo embrione deve superare ostacoli significativi per diventare un embrione adatto al trasferimento nel tuo utero. In media, il 50% degli embrioni fecondati progredisce allo stadio di blastocisti. Questa è la fase più adatta per il trasferimento nel tuo utero. Ad esempio, se venissero fecondate sette uova, tre o quattro di esse potrebbero svilupparsi fino allo stadio di blastocisti. Il restante 50% in genere non riesce a progredire e viene scartato. Tutti gli embrioni idonei al trasferimento verranno congelati il quinto o sesto giorno di fecondazione per essere utilizzati per futuri trasferimenti di embrioni.

Sviluppo embrionale
DALL'OVULAZIONE ALL'IMPIANTO

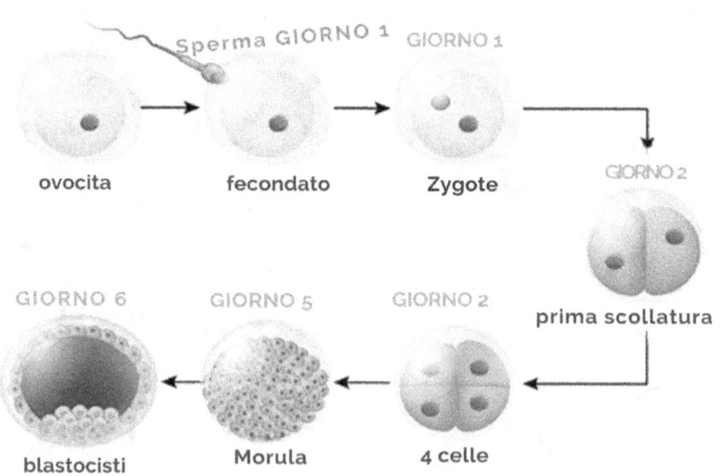

Passaggio 6: Trasferimento di embrioni

Esistono due tipi di trasferimento di embrioni: trasferimento di embrioni freschi e trasferimento di embrioni congelati. Il tuo medico può discutere con te sull'utilizzo di embrioni freschi o congelati e decidere cosa è meglio in base alla tua situazione specifica. Sia i trasferimenti di embrioni congelati che quelli freschi seguono lo stesso processo di trasferimento. La differenza principale è implicita nel nome.

Un trasferimento di embrioni freschi significa che il tuo embrione viene inserito nell'utero tra tre e sette giorni dopo la procedura di prelievo degli ovociti. Questo embrione non è stato congelato ed è "fresco".

Un trasferimento di embrioni congelati significa che gli embrioni congelati (da un precedente ciclo di fecondazione in vitro o da ovociti di donatori) vengono scongelati e inseriti nell'utero. Questa è una pratica più comune per ragioni logistiche e perché è più probabile che questo metodo dia luogo a nati vivi. I trasferimenti di embrioni congelati possono verificarsi anni dopo il prelievo e la fecondazione degli ovociti.

Come parte del primo passo nel trasferimento di un embrione congelato, prenderai ormoni orali, iniettabili, vaginali o transdermici per preparare il tuo utero ad accettare un embrione. Di solito, si tratta di 14-21 giorni di farmaci per via orale seguiti da sei giorni di iniezioni. In genere, durante questo periodo avrai due o tre appuntamenti per monitorare la preparazione del tuo utero con gli ultrasuoni e per misurare i livelli ormonali con un esame del sangue. Quando il tuo utero sarà pronto, ti verrà programmata la procedura di trasferimento degli embrioni.

Il processo è simile se si utilizzano embrioni freschi, tranne per il fatto che il trasferimento degli embrioni avviene entro tre o cinque giorni dal recupero.

Il trasferimento dell'embrione è una procedura semplice che non richiede anestesia. Sembra simile a un esame pelvico o a un Pap test. Uno speculum viene posizionato all'interno della vagina e un sottile catetere viene inserito attraverso la cervice dell'utero. Una siringa attaccata all'altra estremità del catetere contiene uno o più embrioni. Gli embrioni vengono iniettati nell'utero attraverso il catetere. La procedura richiede in genere meno di 10 minuti.

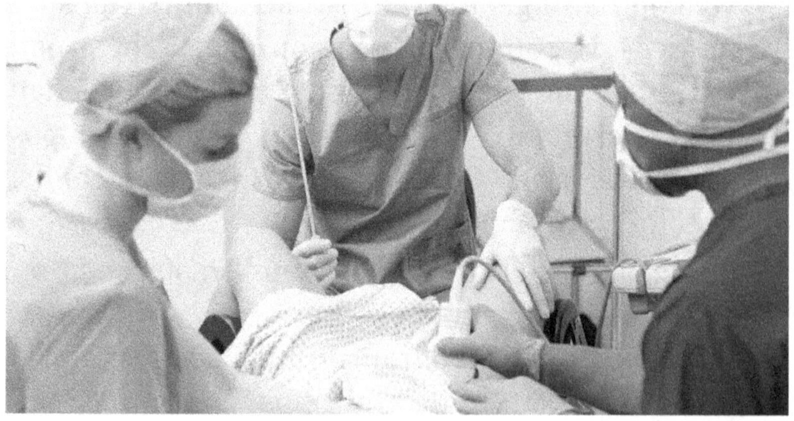

Passaggio 7: Gravidanza

La gravidanza si verifica quando l'embrione si impianta nel rivestimento dell'utero. Il tuo medico utilizzerà un esame del sangue per determinare se sei incinta circa 9-14 giorni dopo il trasferimento dell'embrione.

Se vengono utilizzati ovociti di donatori, vengono seguiti gli stessi passaggi. La donatrice completerà la stimolazione ovarica e il recupero degli ovociti. Dopo la fecondazione, l'embrione viene trasferito alla persona che intende portare avanti la gravidanza (con o senza vari farmaci per la fertilità).

Ci sono molti fattori da prendere in considerazione prima di iniziare il trattamento di fecondazione in vitro. Per ottenere la migliore comprensione del processo di fecondazione in vitro e cosa aspettarsi, è importante consultare il proprio medico.

Sezione 3

Perché è importante la fase di trasferimento dell'embrione nella fecondazione in vitro?

Una fase cruciale nella procedura di fecondazione in vitro (IVF) è il trasferimento degli embrioni. È il risultato di una preparazione meticolosa, di conoscenze mediche avanzate e delle speranze delle coppie che sperano di avere una gravidanza sana. Durante questa fase, i professionisti medici impiantano embrioni accuratamente coltivati nell'utero della donna.

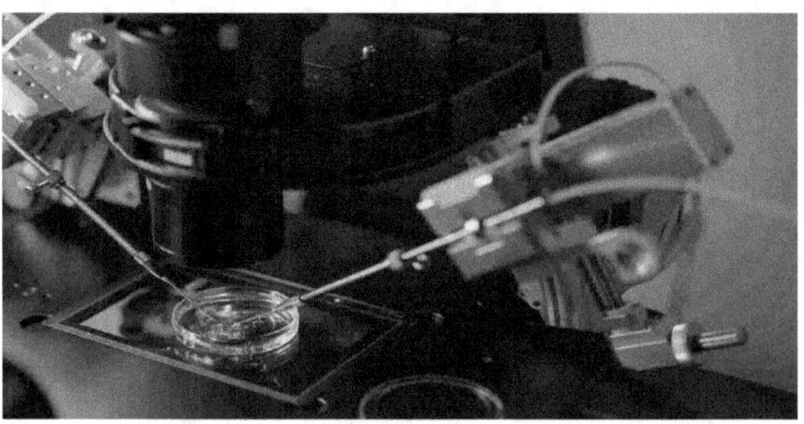

L'importanza del successo del trasferimento degli embrioni

Un trasferimento embrionale efficace è essenziale per l'intero processo di fecondazione in vitro. Ciò è dovuto al fatto che ha un grande impatto sulla probabilità di una gravidanza di successo. Gli sforzi diligenti delle fasi precedenti sono culminati in questo momento. L'esito di una gravidanza IVF è fortemente influenzato dalla qualità degli embrioni selezionati per il trasferimento, dalla ricettività del rivestimento uterino e dai tempi del trasferimento.

Fattori che influenzano i tempi di trasferimento degli embrioni

Per aumentare la probabilità di impianto, gli specialisti organizzano attentamente il momento del trasferimento degli embrioni. Di solito avviene pochi giorni dopo l'estrazione dell'uovo. Di conseguenza, gli embrioni possono progredire fino allo stadio di blastocisti, uno stadio di sviluppo caratterizzato da una maggiore vitalità. La data precisa è influenzata da variabili tra cui l'età della paziente, la qualità degli embrioni e la quantità di embrioni disponibili per il trasferimento.

L'arte e la scienza di un trasferimento di embrioni riuscito

Il processo di trasferimento degli embrioni richiede sia abilità tecnica che finezza artistica. L'esperto di fertilità inserisce un minuscolo catetere attraverso la cervice e nell'utero sotto controllo ecografico. L'idea è di posizionare gli embrioni in modo tale da aumentare le possibilità di impianto e ridurre il pericolo di problemi.

A questo punto è utile l'esperienza dell'équipe medica. In base alla particolare anatomia e alle circostanze del paziente, lo modificano in tempo reale. La probabilità di successo della gravidanza mediante fecondazione in vitro è fortemente influenzata dalla finezza e dall'accuratezza del trasferimento dell'embrione.

Sezione 4

Quando è consigliata la fecondazione in vitro?

In una varietà di situazioni in cui coppie o singoli individui hanno difficoltà a concepire in modo naturale, i medici consigliano la fecondazione in vitro (fecondazione in vitro). Potrebbero suggerire nelle seguenti circostanze:

- **Infertilità:** La fecondazione in vitro è spesso raccomandato quando i metodi tradizionali di concepimento, come il rapporto temporizzato e l'inseminazione intrauterina (IUI), non hanno dato risultati in una gravidanza riuscita dopo un ragionevole periodo di tentativi.

- **Tube di Falloppio bloccate:** Se le tube di Falloppio sono bloccate o danneggiate, impedendo agli ovuli di raggiungere l'utero, si ricorre alla fecondazione in vitro e può fornire un percorso alternativo per la fecondazione.

- **Infertilità maschile:** Nei casi di infertilità maschile, fecondazione in vitro può aiutare iniettando direttamente lo sperma negli ovociti tramite ICSI (iniezione intracitoplasmatica dello sperma).

- **Infertilità inspiegabile:** Quando la causa dell'infertilità non è chiara, la fecondazione in vitro può offrire una possibilità di successo del concepimento monitorando e controllando da vicino il processo di fertilizzazione in un ambiente controllato.

- **Endometriosi:** I medici possono raccomandare la fecondazione in vitro per le persone con endometriosi. È una condizione in cui il tessuto simile al rivestimento dell'utero cresce all'esterno dell'utero, compromettendo la fertilità.

- **Età materna avanzata:** Le donne in età materna avanzata, in genere sopra i 35 anni, possono riscontrare una diminuzione della fertilità a causa del calo della qualità degli ovuli. La fecondazione in vitro può aumentare le possibilità di concepimento utilizzando ovociti più giovani e più sani.

- **Disturbi genetici:**Le coppie con una storia di malattie genetiche possono optare per la fecondazione in vitro con test genetico preimpianto (PGT) per esaminare gli embrioni per anomalie genetiche prima dell'impianto.

Sezione 5
In quali scenari la fecondazione in vitro può fallire?

La terapia dell'infertilità è stata rivoluzionata dalla fecondazione in vitro, che ha un'alta percentuale di successo. È fondamentale capire, tuttavia, che la gravidanza potrebbe non essere necessariamente la conseguenza finale. Nei seguenti casi, la fecondazione in vitro può fallire:

- **Fallimento dell'impianto:** Anche se vengono trasferiti embrioni sani, potrebbero non riuscire a impiantarsi nel rivestimento uterino, portando a un ciclo fallito.

- **Scarsa qualità degli ovuli o dello sperma:** La qualità degli ovuli e dello sperma può influire sulla fecondazione e sullo sviluppo dell'embrione, potenzialmente portare a esiti infruttuosi.

- **Problemi di sviluppo dell'embrione:** Nonostante la fecondazione riuscita, gli embrioni potrebbero non svilupparsi come previsto, compromettendone la vitalità per l'impianto.

- **Età e riserva ovarica:** L'età materna avanzata e la ridotta riserva ovarica possono ridurre le possibilità di successo della fecondazione in vitro, poiché la qualità e la quantità delle uova diminuiscono.

- **Condizioni mediche sottostanti:** Alcune condizioni mediche, come la sindrome dell'ovaio policistico (PCOS) o anomalie uterine possono influenzare il successo della fecondazione in vitro.

- **Fattori legati allo stile di vita:** Fattori come il fumo, il consumo eccessivo di alcol e l'obesità possono avere un impatto negativo sul successo della fecondazione in vitro.

- **Anomalie genetiche:** Gli embrioni possono presentare anomalie genetiche non rilevate che portano al fallimento dell'impianto o alla perdita precoce della gravidanza.

Altri motivi includono

- Ovulazione prematura.
- Non si stanno sviluppando uova.
- Si stanno sviluppando troppe uova.
- L'uovo non è fecondato dallo sperma.
- Qualità dello sperma.

La fecondazione in vitro dovrebbe essere affrontata con aspettative realistiche e una conoscenza approfondita dei possibili risultati. Sebbene la fecondazione in vitro possa rappresentare un trattamento di grande successo per molti, la sua efficacia è fortemente influenzata dalle circostanze e dai componenti unici di ciascun paziente.

Il tuo medico sarà in grado di esaminare insieme a te ogni fase del processo e determinare come procedere al meglio con i trattamenti futuri.

Modi per aumentare le vostre possibilità di gravidanza con la fecondazione in vitro

Diversi fattori possono determinare il successo della fecondazione in vitro: alcuni sono sotto il tuo controllo e altri no. Questi fattori includono:

- Età.
- Altezza e peso.
- Numero di nascite precedenti.
- Numero totale di gravidanze.
- Usando i tuoi ovuli o quelli di una donatrice.
- Numero di cicli di fecondazione in vitro.
- Tasso di successo della clinica della fertilità.
- Condizioni di salute.
- La tua causa di infertilità.

Il tuo medico lavorerà con te per determinare come aumentare le tue possibilità di rimanere incinta utilizzando la fecondazione in vitro in base alla tua situazione e alla tua storia medica.

Tasso di successo della fecondazione in vitro per età

I dati raccolti negli Stati Uniti vengono misurati per prelievo di ovuli, non per ciclo. La percentuale media di nati vivi per prelievo di ovociti nel 2019 è stata:

- Meno di 35 anni: 46,7%
- Età da 35 a 37: 34,2%
- Età da 38 a 40: 21,6%
- Età da 41 a 42: 10,6%
- Dai 43 anni in su: 3,2%

Sezione 6

FIV – Può fermare i disturbi ereditari?

Test genetici pre impianto (PGT) è diventata una tecnologia innovativa nel campo della medicina riproduttiva per migliorare il successo e il benessere delle gravidanze IVF. Prima di essere trasferiti nell'utero, gli embrioni vengono sottoposti alla PGT, che comporta il controllo di eventuali mutazioni o anomalie genetiche. Questo metodo innovativo dà alle persone e alle coppie il potere di scegliere un embrione in modo consapevole. Di conseguenza, la possibilità di trasmettere problemi genetici ereditari è molto inferiore.

Come funziona il PGT?

Il PGT prevede il prelievo di un piccolo campione di cellule da embrioni allo stadio iniziale che sono ancora in crescita. La scoperta di anomalie cromosomiche, malattie monogeniche e altre alterazioni genetiche è quindi resa possibile sottoponendo queste cellule a sofisticate analisi genomiche. Il PGT garantisce che solo gli embrioni più sani vengano selezionati per il trasferimento, aumentando le probabilità di successo di una gravidanza IVF trovando embrioni esenti da alcuni difetti genetici.

Utilizzando il PGT, come si riducono i rischi genetici?

La capacità della PGT di ridurre il rischio di problemi genetici nelle gravidanze IVF è uno dei vantaggi più significativi di questa tecnologia. Riduce lo stress di numerosi trattamenti di fecondazione in vitro infruttuosi e di aborti precoci. In circostanze di età materna avanzata, aiuta anche a evitare il parto di un bambino sindromico. Scegliendo embrioni privi di particolari mutazioni genetiche, le coppie portatrici di malattie ereditarie possono ridurre notevolmente la probabilità che questi problemi vengano trasmessi ai figli. La PGT consente alle persone di prendere decisioni consapevoli riguardo alla salute genetica delle loro famiglie, il che migliora il successo generale e il benessere delle gravidanze IVF.

Sezione 7

Nella fecondazione in vitro è possibile la selezione del sesso?

Sì, è possibile selezionare il sesso del tuo bambino durante la fecondazione in vitro. Prima che l'embrione venga impiantato nell'utero, le cellule dell'embrione possono essere studiate (test embrionale) per i cromosomi maschili o femminili. Le coppie possono scegliere di impiantare solo il sesso desiderato e scartare gli altri embrioni. Questo servizio è illegale in molti paesi al di fuori degli Stati Uniti. Negli Stati Uniti, non tutti gli studi medici o gli studi medici forniscono questo servizio.

L'avvento della fecondazione in vitro ha introdotto nuove possibilità. Uno di essi e selezione del genere. La selezione del genere può essere particolarmente interessante in situazioni in cui l'equilibrio familiare o considerazioni culturali specifiche svolgono un ruolo significativo.

È importante notare che la selezione di genere è un argomento che solleva questioni etiche e suscita opinioni diverse. La pratica può essere influenzata da fattori che esulano dalle necessità mediche, che richiedono un'attenta considerazione e un processo decisionale responsabile.

A differenza di molti paesi europei, negli Stati Uniti non esistono normative riguardanti l'uso della diagnosi genetica preimpianto (PGD), una tecnica utilizzata durante alcuni trattamenti di fertilità per selezionare gli embrioni in base ai loro geni. In quanto tale, la PGD può e viene utilizzata per una serie di scopi controversi, tra cui la selezione del sesso, la selezione di bambini con disabilità come la sordità e la selezione di "fratelli salvatori" che possono servire come donatori di tessuti per parenti malati. La mancanza di regolamentazione, dovuta alle particolari caratteristiche del panorama politico ed economico statunitense, ha implicazioni etiche e pratiche per i pazienti che richiedono la PGD in tutto il mondo. Questo documento mette a confronto l'assenza di supervisione sulla PGD negli Stati Uniti con le politiche sulla PGD esistenti in Svizzera, Italia, Francia e Regno Unito. Vengono affrontate le ragioni principali per cui la PGD non è regolamentata negli Stati Uniti, prendendo in considerazione fattori quali i finanziamenti per il trattamento delle tecnologie di riproduzione assistita e la vicinanza della PGD al controverso dibattito sull'aborto.

Vengono delineati gli ostacoli che dovranno essere superati negli USA affinché in futuro venga regolamentata la PGD. Successivamente verrà discusso il significato dell'attuale divergenza nella politica sulla PGD per i pazienti di tutto il mondo. Le differenze normative creano opportunità per il turismo riproduttivo, che si traducono in sfide legali, sanitarie e morali. Il documento si conclude con commenti sulla necessità che i politici di tutto il mondo concilino il rispetto dei caratteri e delle costituzioni dei singoli paesi con l'apprezzamento dei bisogni dei pazienti infertili in tutto il mondo.

Sebbene il PGT per la selezione del genere possa essere un potente strumento per la pianificazione familiare, solleva anche preoccupazioni etiche. I critici sostengono che la selezione di genere può perpetuare preferenze e squilibri basati sul genere. È essenziale affrontare la selezione di genere con sensibilità e considerare le implicazioni più ampie.

Sezione 8
Gravidanza IVF

Il panorama del trattamento dell'infertilità è stato trasformato dalla fecondazione in vitro (IVF), che offre possibilità, speranza e il raggiungimento di obiettivi un tempo impossibili. Le coppie che entrano in questa fase emozionante lo fanno lungo un percorso lastricato di know-how medico, forte determinazione e speranza di creare una famiglia.

Il percorso di una gravidanza IVF inizia con un mix di speranza, entusiasmo e un po' di incertezza. Gli individui e le coppie ora entrano nel mondo della gravidanza dopo aver completato con successo le fasi della fecondazione in vitro, tra cui la stimolazione dell'ovulazione, il prelievo degli ovuli, la fecondazione, la selezione dell'embrione e il delicato trasferimento dell'embrione.

Durante questo periodo sono presenti una serie di emozioni e, per molti, segna un enorme risultato: il completamento di un sogno che avevano tenacemente perseguito. Le coppie che rimangono incinte attraverso la fecondazione in vitro sono più ottimiste poiché attendono con impazienza le possibilità.

Come puoi assistere e monitorare una gravidanza IVF?

Il monitoraggio costante e l'assistenza di medici specialisti sono essenziali durante tutta la gravidanza IVF. Controlli prenatali, ecografie e valutazioni sanitarie regolari assicurano che la madre e il feto in crescita si sviluppino normalmente. Questi esami aiutano a identificare eventuali problemi prima che diventino gravi, consentendo un'azione tempestiva e un'assistenza personalizzata.

Il personale medico offre consigli su come condurre uno stile di vita sano, sulla scelta degli alimenti che nutriranno il feto in via di sviluppo e su come affrontare eventuali disagi che potrebbero verificarsi. Durante questo periodo, anche il supporto emotivo è importante perché essere genitore può provocare una varietà di emozioni. Gruppi di supporto, consulenza e materiale didattico per le gravidanze IVF forniscono consolazione, connessione e un ambiente sicuro per lo scambio di esperienze.

Conclusione

La fecondazione in vitro ha dato un contributo significativo alla medicina moderna. È iniziato come un esperimento ma da allora si è evoluto in un trattamento rivoluzionario per chi soffre di infertilità. Ha smantellato gli ostacoli, creato nuove opportunità e fornito ai genitori un percorso verso la genitorialità che in precedenza non credevano fosse fattibile.

Gli sviluppi della scienza della riproduzione stanno espandendo le capacità della fecondazione in vitro e fornendo nuovi approcci a problemi che prima erano impossibili da risolvere. Il futuro della fecondazione in vitro è luminoso, con tassi di successo più elevati, rischi ridotti e risultati migliori grazie a metodi innovativi per coltivare gli embrioni e migliori strumenti di test genetici.

Conclusione: nonostante il fatto che la fecondazione in vitro possa comportare alcuni pericoli intrinseci a causa dei suoi processi complessi, i miglioramenti nella tecnologia e nella pratica medica ne hanno notevolmente aumentato la sicurezza. Le gravidanze regolari e quelle con fecondazione in vitro comportano ciascuna un mix unico di pericoli e il livello generale di sicurezza potrebbe cambiare a seconda delle circostanze. Per ridurre i rischi in entrambe le situazioni, sono essenziali un monitoraggio rigoroso, un trattamento medico personalizzato e il rispetto delle raccomandazioni. Le coppie che pensano alla fecondazione in vitro dovrebbero parlare con i loro medici per prendere decisioni informate che siano rilevanti per le loro esigenze mediche e il loro background.

Sezione 9
Domande frequenti sulla fecondazione in vitro (fecondazione in vitro)

Le persone con diabete possono sottoporsi alla fecondazione in vitro?

SÌ. Chi soffre di diabete può prendere in considerazione la fecondazione in vitro. Per aumentare la probabilità di una gravidanza sana dopo la fecondazione in vitro, i livelli di zucchero nel sangue devono essere attentamente controllati prima e durante la procedura. In genere si consiglia di attendere fino a quando il diabete non sarà adeguatamente controllato e qualsiasi altra condizione di salute sarà stata curata. Questo lasso di tempo potrebbe essere compreso tra due e sei mesi. Il tuo esperto di fertilità può consigliarti di parlare con uno specialista in diabete o endocrinologia per un consiglio.

In che modo le condizioni cardiache influenzano il trattamento di fecondazione in vitro?

Le donne con malattie cardiache possono essere sottoposte a fecondazione in vitro, a seconda della gravità della loro malattia cardiaca. Questo perché le malattie cardiache possono influenzare la capacità di trasportare agravidanza a termine. La ricerca suggerisce che è stato segnalato che l'ipertensione gestazionale e la preeclampsia aumentano durante le gravidanze IVF. Pertanto, le donne con malattie cardiache dovrebbero parlare con i loro medici delle loro circostanze individuali e se la fecondazione in vitro è un'opzione sicura per loro.

In che modo il colesterolo alto influisce sul successo della fecondazione in vitro?

Il colesterolo svolge un ruolo significativo nella riproduzione.Colesterolo alto potrebbe avere un impatto sulla circolazione sanguigna e sulla qualità delle uova. Mentre alcune ricerche suggeriscono un potenziale impatto dei livelli di colesterolo e lipidi sui livelli tassi tra le coppie che tentano il concepimento, la loro influenza sugli esiti della fecondazione in vitro (IVF) rimane incerta. Mantenere livelli sani di colesterolo attraverso cambiamenti nello stile di vita potrebbe potenzialmente migliorare i risultati della fecondazione in vitro.

La fecondazione in vitro è un'opzione praticabile per le persone con problemi renali?

Le donne con malattie renali possono essere sottoposte a fecondazione in vitro, a seconda della gravità della loro malattia renale. Tuttavia, la malattia renale può influenzare la produzione di ovociti e la capacità di trasportare agravidanza a termine. La fecondazione in vitro può essere presa in considerazione per le persone con problemi renali, ma un attento monitoraggio e la consultazione con medici specialisti sono essenziali per affrontare potenziali sfide e garantire una procedura sicura.

La fecondazione in vitro è sicura per le persone con problemi al fegato?

In alcuni casi, la fecondazione in vitro può funzionare per le donne con ovaie a bassa risposta (LRSF). Ma è importante che i pazienti sappiano che potrebbero esserci maggiori probabilità di alcuni rischi come la sovrastimolazione, le cisti ovariche e la nascita del bambino prima del previsto. In conclusione, la fecondazione in vitro può essere presa in considerazione per chi soffre di patologie epatiche, ma una valutazione medica approfondita è fondamentale per valutare i rischi e garantire la sicurezzatrattamento.

La fecondazione in vitro è più rischiosa della gravidanza normale?

La fecondazione in vitro può essere più rischiosa di una gravidanza normale sotto alcuni aspetti a causa delle sue procedure complesse come iniezioni di ormoni, recupero di ovociti e trasferimento di embrioni, che possono portare a problemi come la sindrome da iperstimolazione ovarica, gravidanze multiple e gravidanze ectopiche. Tuttavia, la fecondazione in vitro si è evoluta con protocolli di sicurezza migliorati. L'assistenza prenatale e uno stile di vita sano riducono al minimo i rischi sia nella fecondazione in vitro che nelle gravidanze naturali.

Di chi è lo sperma utilizzato nella fecondazione in vitro?

Nella fecondazione in vitro, lo sperma proviene dal partner maschile o da un donatore. Lo sperma del donatore è un'opzione quando lo sperma del partner maschile è di scarsa qualità o assente. I donatori vengono sottoposti a uno screening rigoroso per verificarne la salute e la vitalità genetica. Tecniche come la ICSI consentono la fecondazione con sperma compromesso, mentre i casi più gravi potrebbero prendere in considerazione la donazione di sperma o l'estrazione di testicoli. La fecondazione in vitro offre speranza per l'infertilità, adattandosi alle circostanze e ai bisogni individuali.

La fecondazione in vitro è più rischiosa della gravidanza normale?

La fecondazione in vitro può essere più rischiosa di una gravidanza normale sotto alcuni aspetti a causa delle sue procedure complesse come iniezioni di ormoni, recupero di ovuli e trasferimento di embrioni, che possono portare a problemi come la sindrome da iperstimolazione ovarica, gravidanze multiple e gravidanze ectopiche. Tuttavia, la fecondazione in vitro si è evoluta con protocolli di sicurezza migliorati. L'assistenza prenatale e uno stile di vita sano riducono al minimo i rischi sia nella fecondazione in vitro che nelle gravidanze naturali.

Negli ultimi anni, la fecondazione in vitro (IVF) è emersa come una valida opzione per le coppie alle prese con l'infertilità. Sebbene la fecondazione in vitro offra a molti la speranza di diventare genitori, sorgono diverse preoccupazioni sulla sua sicurezza rispetto alla gravidanza regolare. Valutare i rischi associati alla fecondazione in vitro e capire come confrontarli con quelli di una gravidanza regolare è fondamentale per un processo decisionale informato. Questo articolo esplora se la fecondazione in vitro è più rischiosa di una gravidanza normale e le modalità per misurare e ridurre al minimo tali rischi.

La fecondazione in vitro è più rischiosa della gravidanza normale?

A volte. La fecondazione in vitro può essere un po' rischiosa. La fecondazione in vitro prevede procedure mediche complesse, tra cui iniezioni di ormoni, recupero di ovociti e trasferimento di embrioni. In quanto tale, può comportare alcuni rischi non presenti nella gravidanza spontanea. Questi rischi possono includere la sindrome da iperstimolazione ovarica, gravidanze multiple e gravidanze ectopiche. Inoltre, esiste il rischio che i bambini possano nascere presto. Tuttavia, la fecondazione in vitro si è evoluta in modo significativo nel corso degli anni e i progressi hanno portato a protocolli di sicurezza migliorati.

Come vengono misurati i rischi legati alla fecondazione in vitro?

I rischi associati alla fecondazione in vitro e alla gravidanza regolare vengono misurati attraverso vari mezzi. Questi includono l'analisi statistica di grandi set di dati e studi clinici. I ricercatori confrontano risultati come complicazioni materne e neonatali, difetti alla nascita e implicazioni sulla salute a lungo termine sia per le gravidanze concepite con fecondazione in vitro che per quelle concepite naturalmente. Tali analisi aiutano a fornire una comprensione completa dei potenziali rischi.

Come vengono ridotti al minimo i rischi legati alla fecondazione in vitro?

Nella fecondazione in vitro, la mitigazione del rischio inizia con un'attenta selezione e consulenza dei pazienti. I professionisti medici valutano i fattori di salute individuali e raccomandano trattamenti appropriati per ridurre al minimo i rischi potenziali. Ad esempio, il numero di embrioni trasferiti può essere controllato per ridurre la probabilità di gravidanze multiple. Inoltre, i progressi nelle tecniche di screening degli embrioni aiutano anche a selezionare gli embrioni più sani da trasferire, diminuendo così il rischio di difetti alla nascita.

Allo stesso modo, nelle gravidanze regolari, l'assistenza prenatale svolge un ruolo fondamentale nella riduzione del rischio. Controlli regolari, una corretta alimentazione e la diagnosi precoce di eventuali complicazioni contribuiscono a una gravidanza più sana. Anche i fattori legati allo stile di vita, come evitare il fumo e l'alcol, svolgono un ruolo fondamentale nel ridurre al minimo i rischi durante la gravidanza.